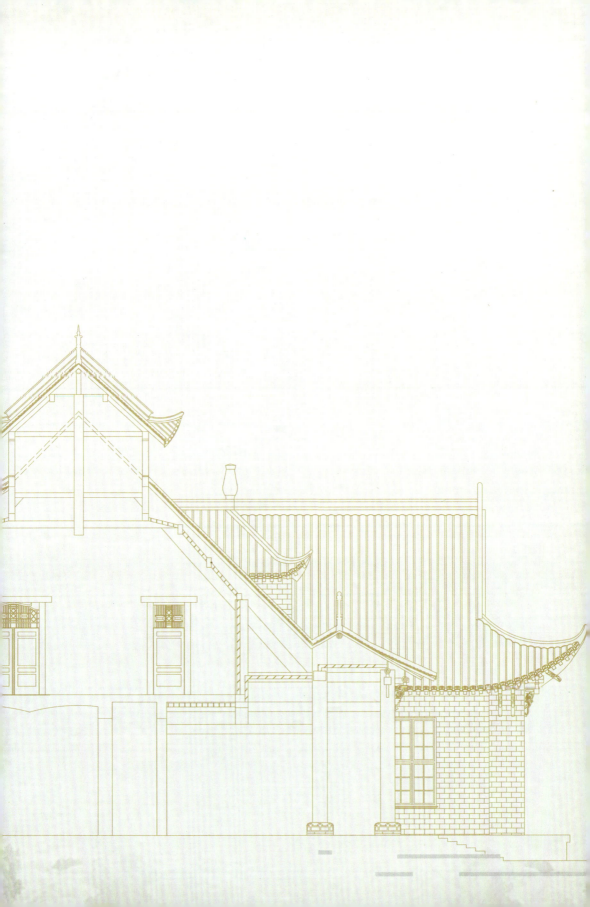

**主　编：**郭应强　程春燕

**副主编：**黄丹丹

**编　委：**曹　怡　胥　烨　任雨晴　江　莲　樊宁纳　李　兰

何金恒　张　悦　刘良菊　周晓敏　曾利江

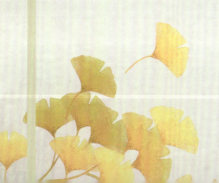

# 华西·藏忆

郭应强　程春燕　主编

**》2022**
华西医院建院130周年。

**2000《**
四川大学与华西医科大学合并。次年，学院/医院更名为四川大学华西临床医学院/华西医院。

**》1985**
医院更名为华西医科大学附属第一医院。

**1953《**
全国院系调整后，医院更名为四川医学院附属医院。

**》1946**
华西协合大学医院全部建成，简称华西医院。

**1937《**
抗日战争全面爆发，中央大学、燕京大学、齐鲁大学、金陵大学、金陵女子文理学院等内迁成都，与华西协合大学联合办学办医。

**》1914**
美国、加拿大、英国等国基督教会在成都创办华西协合大学医科。

**1892《**
美国、加拿大、英国等国基督教会在成都创建仁济、存仁医院。

**图书在版编目（CIP）数据**

华西·藏忆 / 郭应强，程春燕主编 . — 成都：四
川大学出版社，2022.11（2023.7 重印）
ISBN 978-7-5690-5773-7

Ⅰ. ①华… Ⅱ. ①郭… ②程… Ⅲ. ①四川大学华西
临床医学院－校史 Ⅳ. ① R-40

中国版本图书馆 CIP 数据核字（2022）第 198486 号

书　　名：华西·藏忆
　　　　　Huaxi Cangyi
主　　编：郭应强　程春燕
----------------------------------------------------------------
选题策划：王　玮　张　晶
责任编辑：张　晶
责任校对：于　俊
装帧设计：墨创文化
责任印制：王　炜
----------------------------------------------------------------
出版发行：四川大学出版社有限责任公司
　　　　　地址：成都市一环路南一段 24 号（610065）
　　　　　电话：（028）85408311（发行部）、85400276（总编室）
　　　　　电子邮箱：scupress@vip.163.com
　　　　　网址：https://press.scu.edu.cn
印前制作：成都墨之创文化传播有限公司
印刷装订：四川盛图彩色印刷有限公司
----------------------------------------------------------------
成品尺寸：170 mm×240 mm
印　　张：7.25
字　　数：37 千字
----------------------------------------------------------------
版　　次：2022 年 12 月 第 1 版
印　　次：2023 年 7 月 第 2 次印刷
定　　价：58.00 元
----------------------------------------------------------------

扫码获取数字资源

四川大学出版社
微信公众号

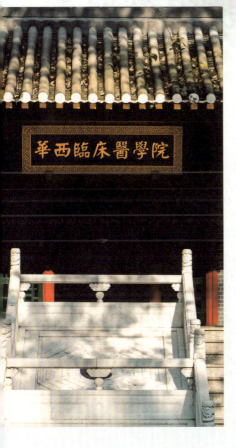

"锦江春色来天地，玉垒浮云变古今。"

在中国历史文化名城成都市锦江万里桥头的华西坝，有一座闻名遐迩的医学城——四川大学华西临床医学院/华西医院。

四川大学华西医院（简称华西医院）始建于1892年，是国家三级甲等综合医院，中国西部疑难危急重症诊疗的国家级中心，中国著名的高等医学学府，也是中国一流的医学科学研究和技术创新的国家级基地，综合实力处于国内一流、国际先进行列。

华西医院学科综合实力强大，临床医学ESI排名处于国际顶尖行列。在教育部2017年一级学科评估中，临床医学和护理学排名A-，中西医结合医学排名B+；现有教育部国家重点学科9个，重点培育学科2个；有国家临床重点专科34个，数量名列全国医院第一。在国家三级公立医院绩效考核中连续四年获评A++。在复旦大学"中国最佳专科声誉和最佳医院排行榜"上，连续12年名列全国第二，其中12个专科前三、20个前五、30个前十。领军人才方面，有中国科学院院士1人，国家杰青18人，"国字号"高层次人才135人次，国家级学会、协会主委、副主委专家75人，高级职称1404人，研究生导师940人。

医疗方面，华西医院的医疗院区占地577余亩，业务用房约58万平方米，直属两个医疗院区，编制床位4300张，有48个临床科室（含5个专病中心）、12个医技科室；设专科、专病门诊200余种，开展58个疑难多学科联合门诊、27个罕见病专科门诊、30个住院MDT；收治疑难复杂病种患者比例在80%以上，出院患者病例组合系数（CMI）1.47，排名全国第二；全院微创手术占比21.20%，四级手术占比37.33%，每年四级手术总量位列全国第三；2021年门、急诊量775万人次，出院病人28.3万人次，手术19.6万台次，平均住院日6.52天；在成人活体肝脏移植、肺癌外科和微创治疗、心脏介入治疗、脑神经外科及功能神经外科、中西医结合治疗重症胰腺炎、胃肠微创手术、临床麻醉、功能磁共振、核医学等多个领域处于国内乃至世界领先水平。

教学方面，华西医院构建了覆盖在校教育、毕业后教育、继续教育于一体的以胜任力为导向的卓越医学生培养体系。华西医院本科教育涵盖临床医学（五年制、八年制）、护理学、医学影像技术、康复治疗学、医学检验技术、眼视光学等六大专业，是全国首批八年制示范试点高校院系、全国"三全育人"综合改革试点单位，连续10年荣获四川大学本科教学先进单位。研究生教育拥有临床医学、中西医结合、护理学、医学技术4个一级学科博士、硕士学位授权点，68个硕士学位点，67个博士学位点。在校学生超过6351人。华西医院高度重视医学生临床胜任力及转

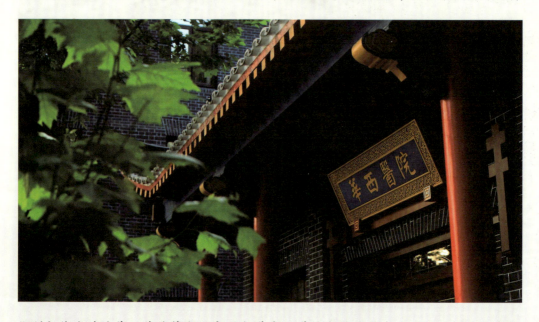

化创新能力的培养，荣获第十届中国大学生医学技术技能大赛五、八年制总决赛银奖，是全国仅有的三所五年制、八年制"双赛道"均获银奖以上奖励的高校；荣获"互联网＋"大学生创新创业大赛金奖13项，连续7年问鼎全国金奖，获奖数居全国医学院校之首。华西医院于2000年在国内最早开展住院医师培训，并在全国范围推广，培养住院医师5000余人，每年接受4000余名进修人员来院学习，每年为147万人次提供远程继续医学教育。

科研方面，华西医院建立了23万余平方米的独立科研院区，现有包括生物治疗国家重点实验室、"2011"协同创新计划、国家生物治疗转化医学重大科技基础设施、国家老年疾病临床医学研究中心、国家精准医学产业创新中心在内的10个国家级和31个省部级创新研究平台，以及动物影像、色谱（质谱）、显微图像、基因测序、流式细胞、电镜技术平台等一系列前沿公共创新平台。构建了全国医疗机构中唯一一条从原始靶点发现到新药筛选、临床前试验、临床试验及上市后评价的创新链、服务链，形成基础研究、转化研究、临床研究为一体的创新平台。华西医院在中国医学科学院发布的中国医院科技量值（STEM）综合排名中连续9年位列全国第

一；在"复旦版中国医院综合排行榜"上，科研得分连续12年名列全国第一。自然指数Nature Index排名全国医院第一、全球第11位。近五年来，华西医院获得国家自然科学基金、科技重大专项、国家重点研发计划、科技创新2030重大项目等国家计划项目近千项，年均科研项目经费超过10亿元。牵头获得包括国家自然科学奖二等奖、国家科技进步二等奖在内的各级政府科技奖240余项；高水平研究成果相继发表在Cel、Nature、Science等国际知名期刊上；专利申请及授权方面，连续4年在"中国医院知库排行榜"中排名全国第一，2021年专利授权870项，包括新型冠状病毒疫苗、国家麻醉一类新药、3D打印血管在内的新药和新材料，转让专利42项，转让金额超过1亿元。

华西医院积极投身健康精准扶贫和乡村振兴活动。聚焦民族贫困地区，"一地一策"推进精准健康扶贫与乡村振兴。探索建立医疗和科技互为支撑的"多学科组团"援疆模式，建立克拉玛依"数据驱动"的医院管理新模式；首创由党委领导、农工民主党华西支部主导、党外知识分子专家共同参与的"华西同心行动"，在云南省镇雄县人民医院建立7个专家工作站，从无到有建立重症监护病房，开展新业务新技术或适宜技术93项；以"二级联动、辐射帮扶"方式构建"华西-援藏""健康维护网络"，帮扶西藏成办分院成功创建三级甲等医院，近三年招收西藏委托培训住院医师531人；形成"华西-甘孜"模式，以肝包虫病为切入点，使石渠县肝包虫病患病率下降至6.421%，90%的患者能在当地得到治疗，基本实现肝包虫病治疗不出州；打造"华西-马边"模式，帮助马边县人民医院成功创建二级甲等医院，病人外出就医率由40%下降至5%及以下，群众满意度由56%上升至92%；建立艾滋病防治的"华西-昭觉"综合帮扶工作模式，艾滋病三项核心指标治疗覆盖率由39%上升至95%，抗病毒治疗成功率由71%上升至94%，母婴传播率由7.12%下降至3.24%。

华西医院作为"国家队"，在历次重大公共卫生事件中始终冲锋在前。在2008年汶川地震、2010年玉树地震、2013年芦山地震、2015年尼泊尔地震、2017年九寨沟地震、2019年宜宾地震、2020年以来抗击新冠肺炎疫情，以及历次援藏、援疆等行动中，华西医院始终奋战在第一线，展现了"国家队"中流砥柱的本色，获得"全国抗震救灾英雄集体""全国抗击新冠肺炎疫情先进集体"等多项殊荣。华西医院于2018年成功获批成为全球唯一一支世界卫生组织认证通过的最高级别的非军方国际应急医疗队，在全球应急医疗领域展现了中国的实力与担当。

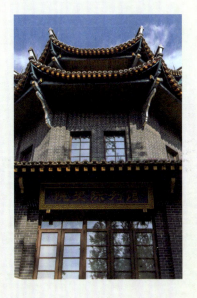

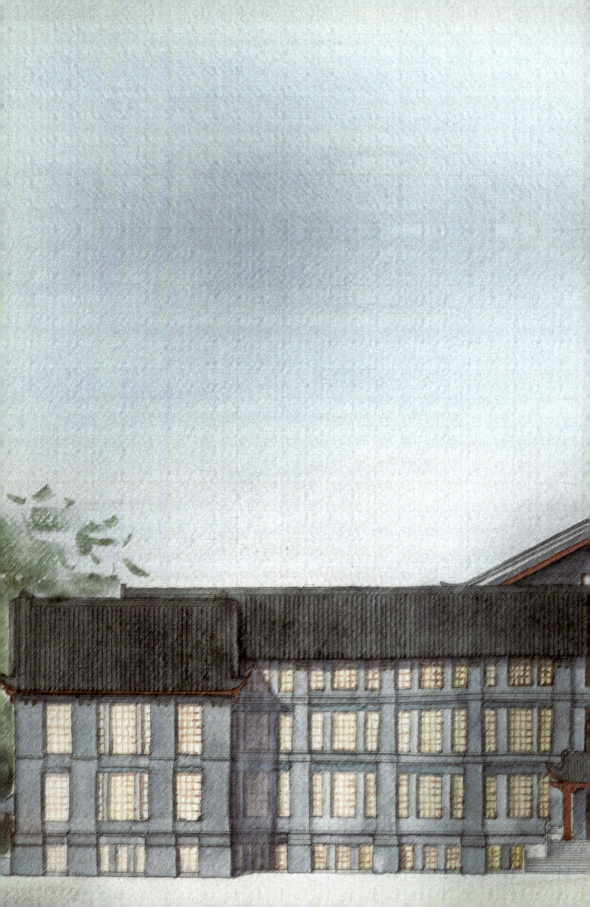

## 启德堂 （现为华西校区教学楼）

　　启德堂，由始建于1928年的华西协合大学医牙科楼和加建于1938年连接两翼的大楼组合而成。大楼总平面近似"工"字形，结构左右对称，主体建筑共四层。立面简洁干净，统一的大坡灰瓦屋顶，青砖墙身，间以大红柱、红色封檐板和绿色窗框，颇具中国风格。主入口正中为两段式石梯，上层石梯中部雕刻有象征中国传统哲学思想的标志性图案——八卦太极图，下层石梯中部雕刻有西方医学文化的标志性图案——带翼双圣蛇神杖图。这两块石雕是华西协合大学东西方文化交融的象征。

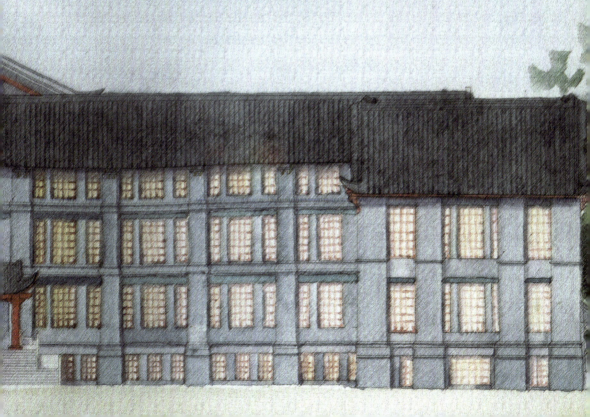

立国之本，曰富与教。
富以厚生，教以明道。
原人之素，维身与心。
心失所导，厥弊顽冥。
贤哉西哲，有教无类。
万里东来，循循善诲。
文明古国，中华是推。
文明大邦，英美是师。
宏维西贤，合炉冶之。
我来自滇，共和是保。
戎马倥偬，未遑文教。
瞻望宏谟，深慰穷喜。
我有子弟，何幸得此。
岷峨苍苍，江水泱泱。
顾言华西，山高水长。

——蔡锷《敬祝华西协合大学词》

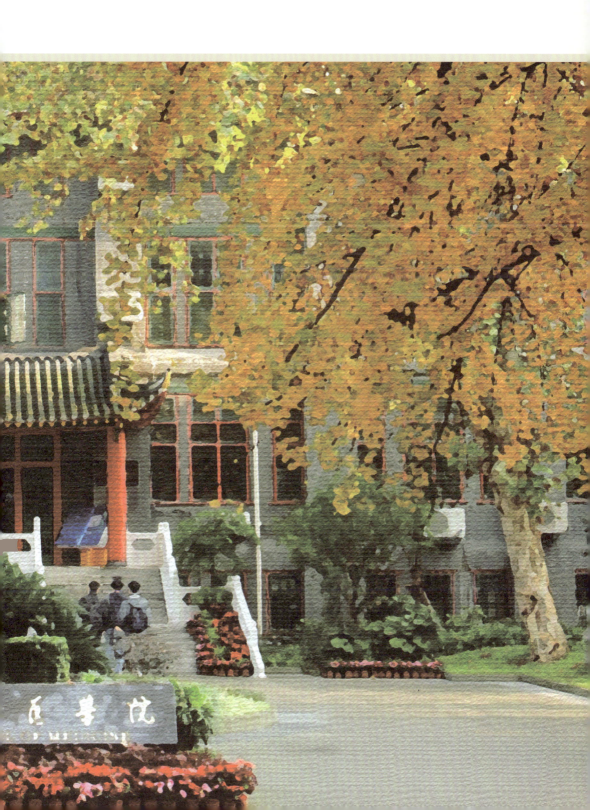

## 怀德堂 （现为华西校区行政楼）

　　怀德堂，中国早期大型办公楼的典型形式之一，两层砖木结构，采用"H"形平面。屋面造型丰富多变，屋顶形式众多，中式歇山、庑殿顶翼角显著。主入口出抱厦，形式似一座中式门廊，门廊正脊上还立有一块扇形照妖镜面装饰。门廊前置九层台阶直达一层，使得建筑架空于地表，有防潮效果，同时建筑侧面和背面均有台阶连通室内外地坪。正门西式砖砌圆拱下的两道门楣，饰有中国传统的仙鹤图案。建筑四周宽大的窗户，体现了开放、自由的办学特色。

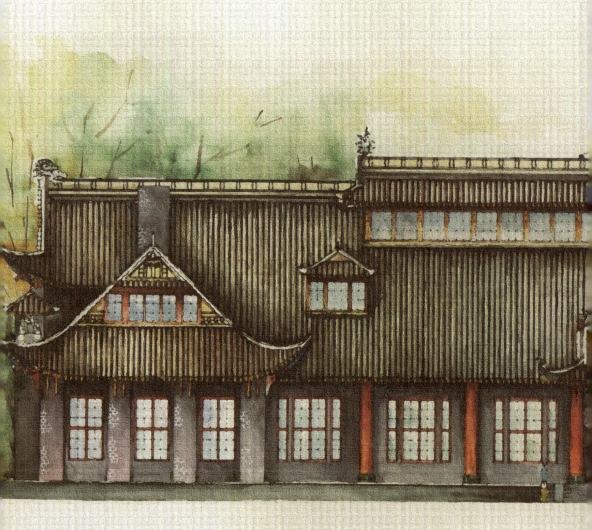

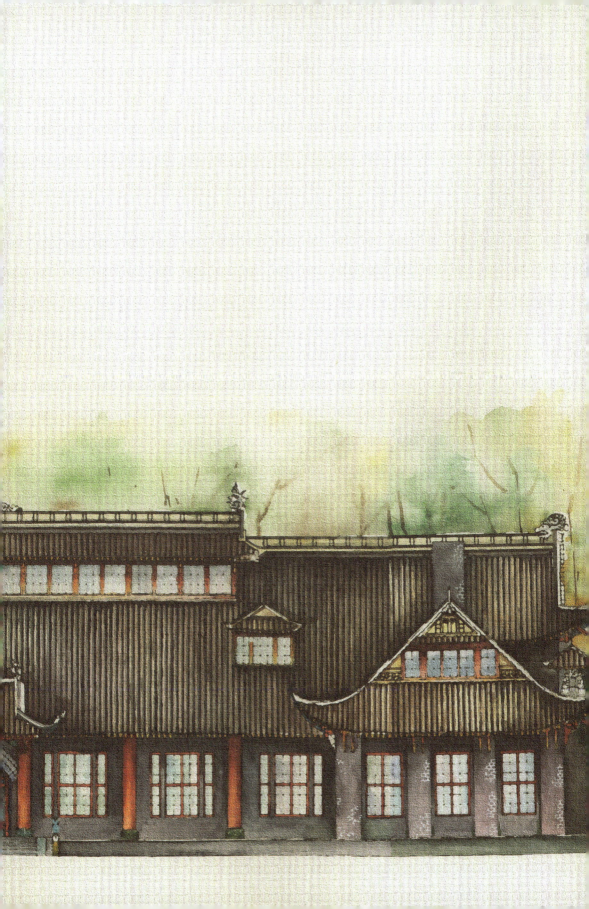

华西已逾期颐之岁，医院进入人瑞之境。

庭前铁树仍在，墙外锦水长流。

后辈腾飞，不负祖先创业；

新人立志，牢记前驱献身。

护士之母，提灯闪耀；

医学之父，誓言铿锵。

壮哉！神圣职责；美哉！光荣岗位。

缓解人间疾苦，减除世上疮痍。

——魏明伦《华西医院赋》（摘录）

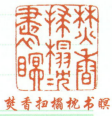

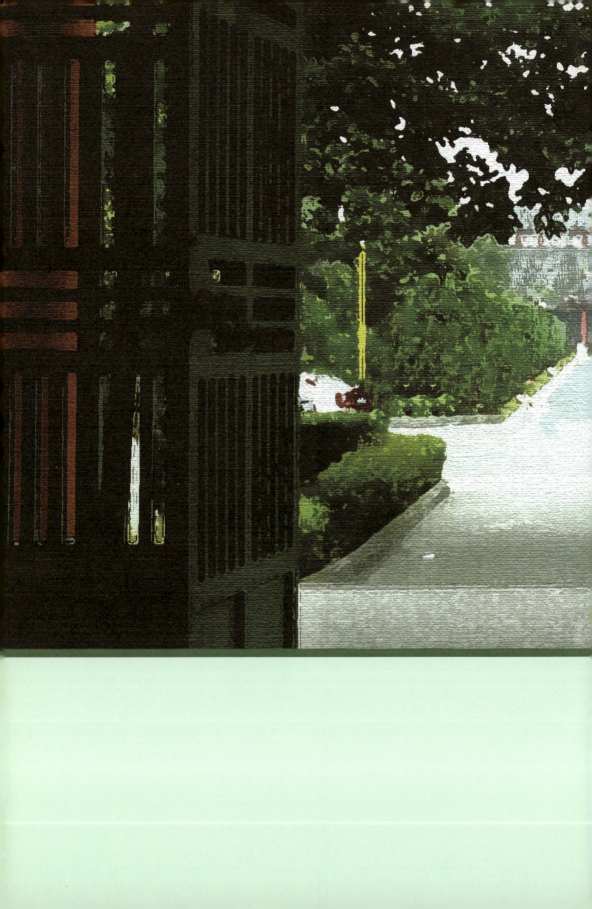

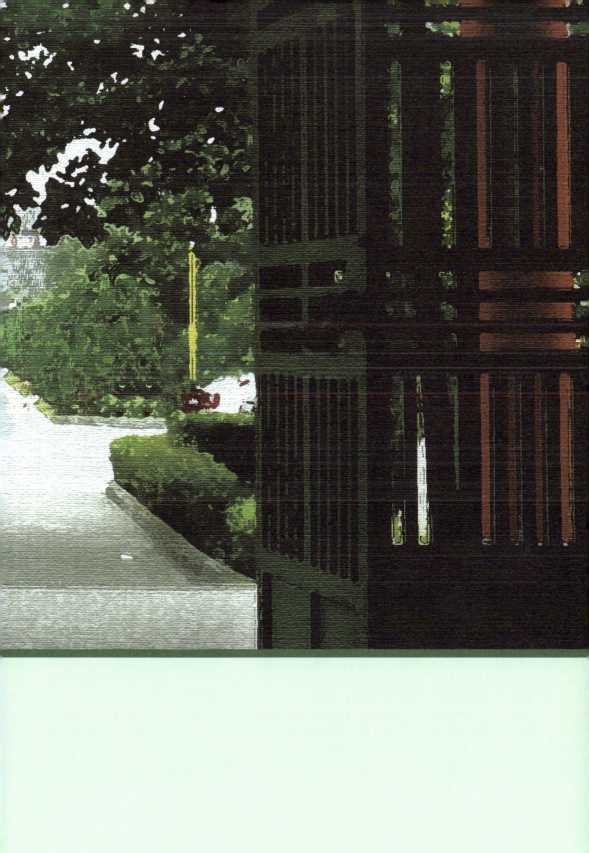

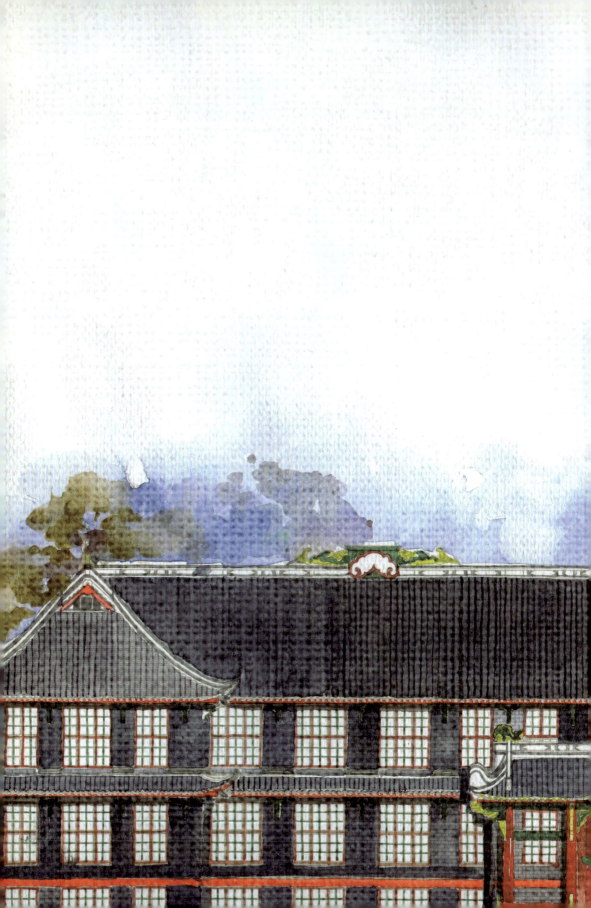

## 嘉德堂 （现为华西校区教学楼）

　　嘉德堂，1924年建成初期主要用于生理系教学，为生物学教室、实验室。大楼投入使用时便建有生物系博物馆，是我国西南地区首座自然历史博物馆。建筑平面呈"H"形，中轴对称，屋面为四个歇山体块的组合，左右正脊相交，屋面升起九扇老虎窗采光，一层为半地下室，二层设披檐。正中为典型的中式木构牌坊式门楼，由四根大红圆柱支撑。嘉德堂周边绿树成荫，亭亭如盖，且临近中轴线水道，水道内植荷花，又着假山、松柏，颇具古风。

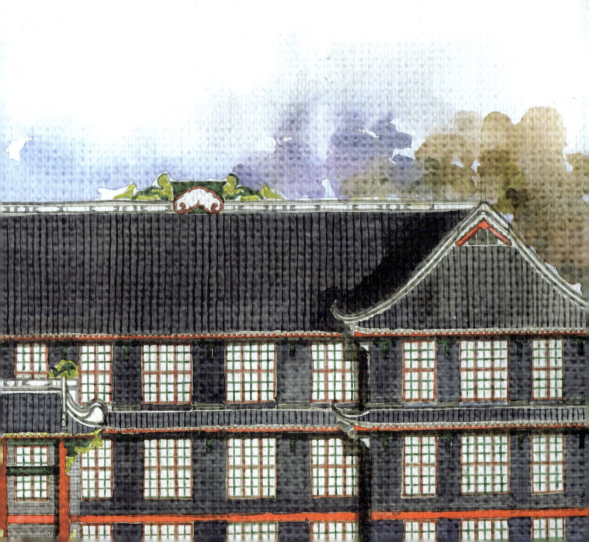

渺渺钟声出远方，
依依林影万鸦藏。
一生负气成今日，
四海无人对夕阳。
破碎山河迎胜利，
残余岁月送凄凉。
竹门松菊何年梦，
且认他乡作故乡。
——陈寅恪《忆故居》

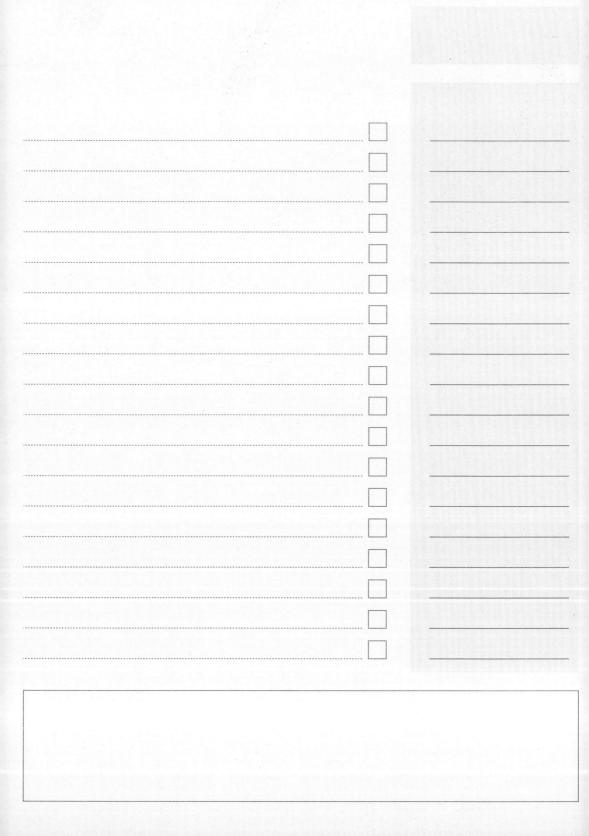

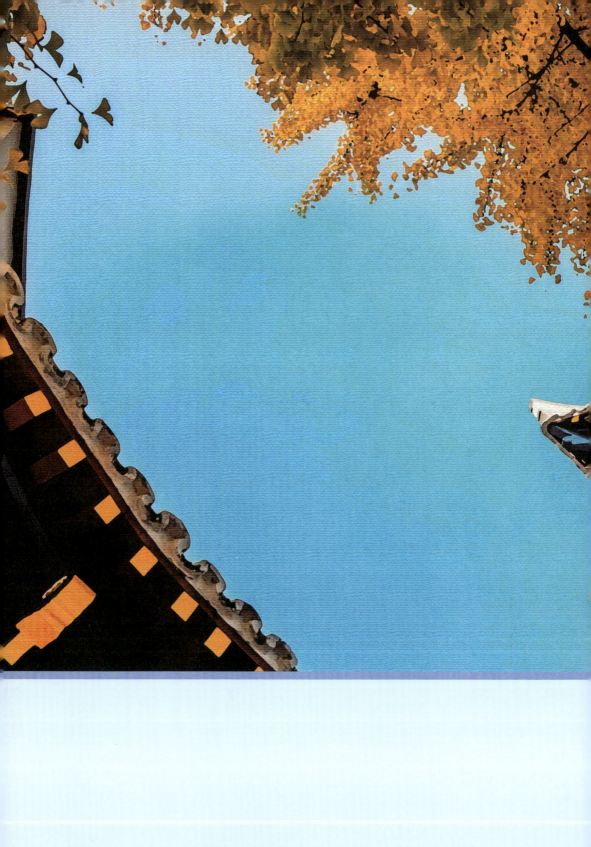

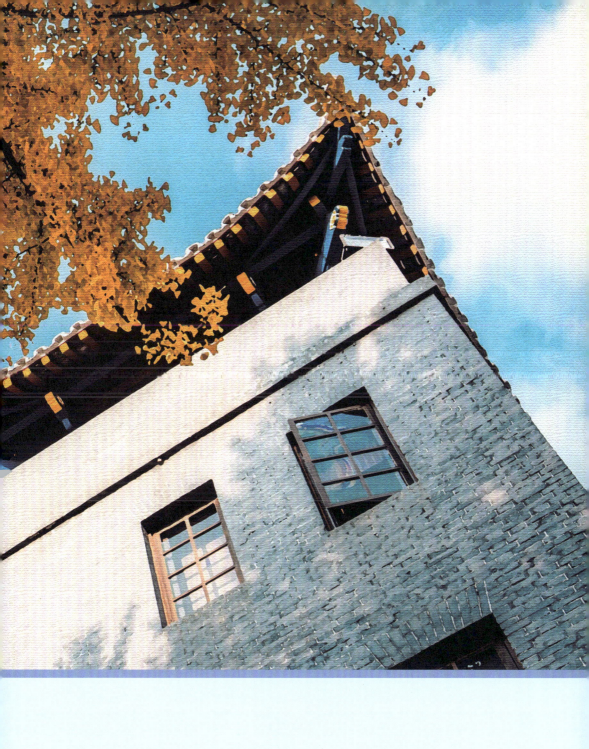

## 育德堂 （现为华西校区教学楼）

　　育德堂，为三层砖木结构、小青瓦坡屋面，建筑整体轴线对称，内部空间变化不多，遵循西方砖石建筑构建方式。主入口前置门楼，由西式半圆形拱券门构成，台阶为中式垂带踏跺式。外籍建筑师对中国文化极为推崇，育德堂留有多处中国文化符号，透出神秘古朴的东方之美：歇山屋顶的垂脊上绘有太极图案，戗脊上雕有类似如意的纹样，挑檐的端头有龙形饰样和三瓣花，底层以及二层屋檐的斗拱是从墙体上直接挑出的简化一斗三升结构。

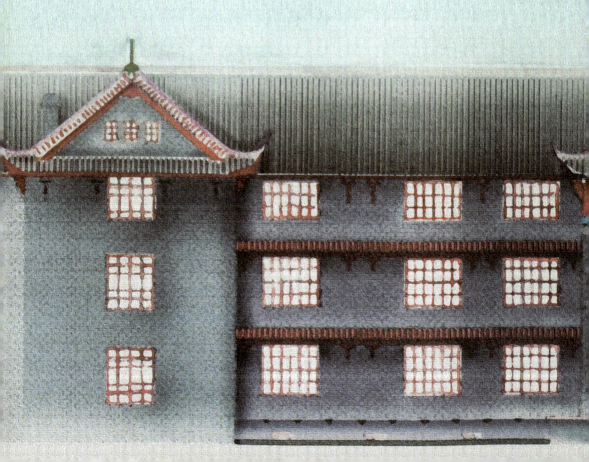

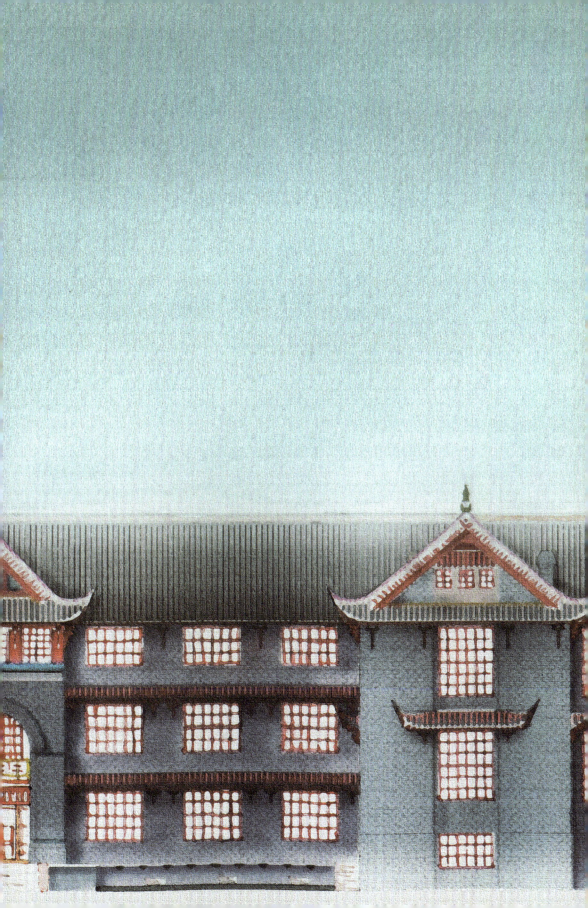

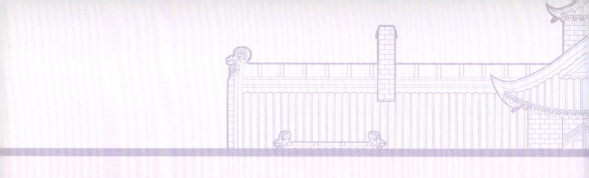

锦城梅花海，十里香不断。

醉帽插花归，银鞍万人看。

——陆游《梅花绝句》

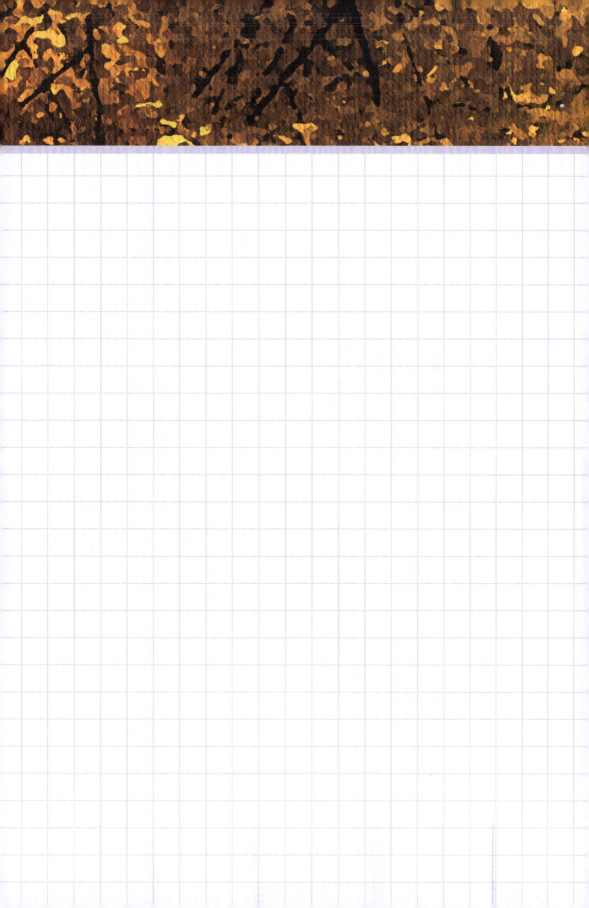

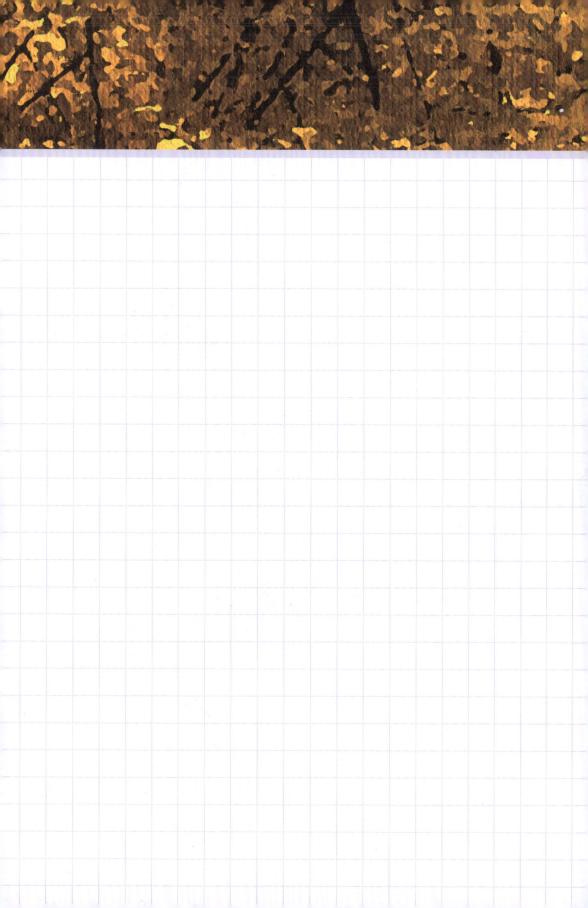

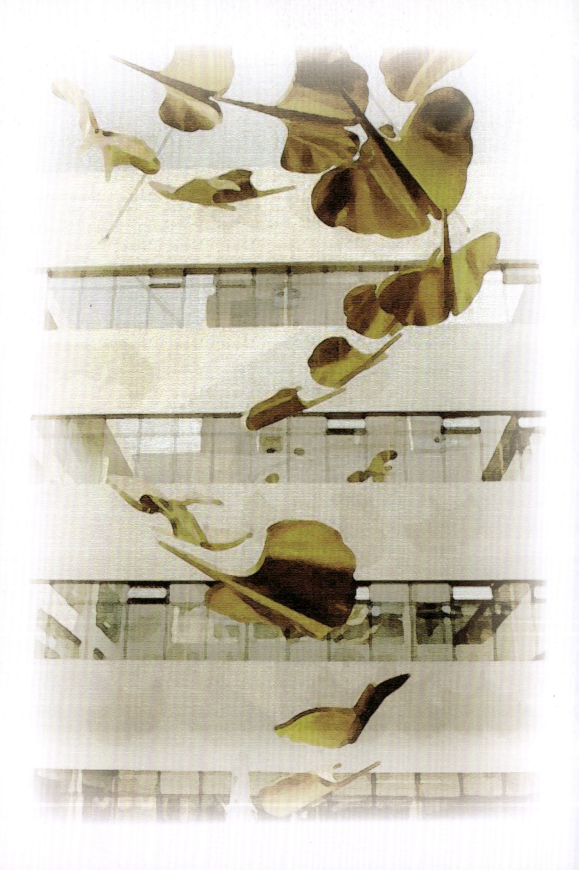

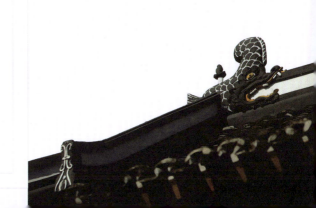

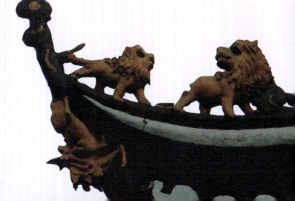

## 稚德堂（现为华西幼儿园）

　　稚德堂，又名广益学舍。抗日战争时期，一批名震学界的泰斗来到稚德堂办学，为国家培养了一批科技精英和文化人士，同时也留下了不少文人轶事。1944年，陈寅恪先生在华西坝任教时，就曾住在稚德堂后一座小洋楼的一楼，曾赋《咏成都华西坝》《忆故居》等诗。1946年，缪钺先生在华西协合大学任教，见广益学舍梅花盛开，作《念奴娇》以咏之。林思进先生也留有《过华西广益院看梅作》。

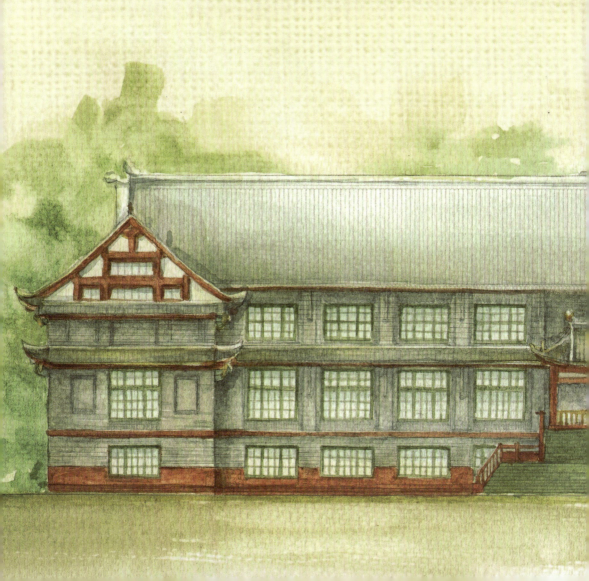

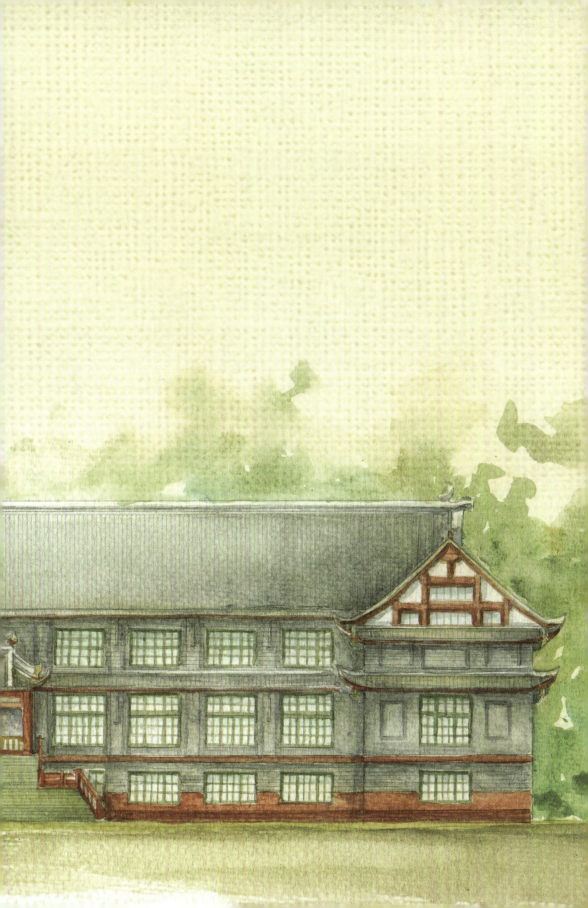

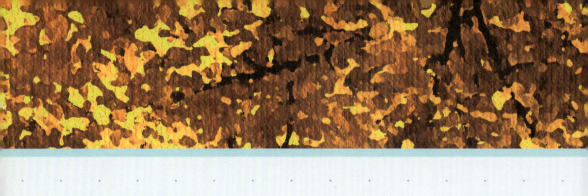

浅草方场广陌通，
小渠高柳思无穷。
雷奔乍过浮香雾，
电笑微闻送远风。
酒醉不妨胡舞乱，
花羞翻讶汉妆红。
谁知万国同欢地，
却在山河破碎中。

——陈寅恪《咏成都华西坝》

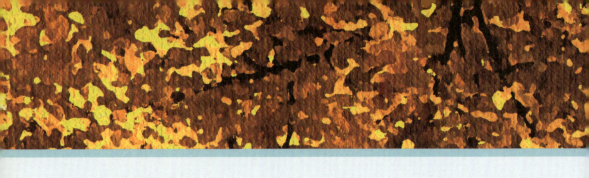

疏红艳白，倚危崖，曾赏环山千树。
匝地胡尘迷海暗，蔓草沾衣多露。
灵琐交疏，星槎路断，哀绝江南赋。
仙云娇好，除非魂梦相遇。
谁料十载栖栖，天涯重见，玉蕊还如故。
未许寒风吹便落，轻逐江波流去。
月影浮香，霜华侵袂，且共殷勤语。
骈人凄怨，待教裁入诗句。
——缪钺《念奴娇》

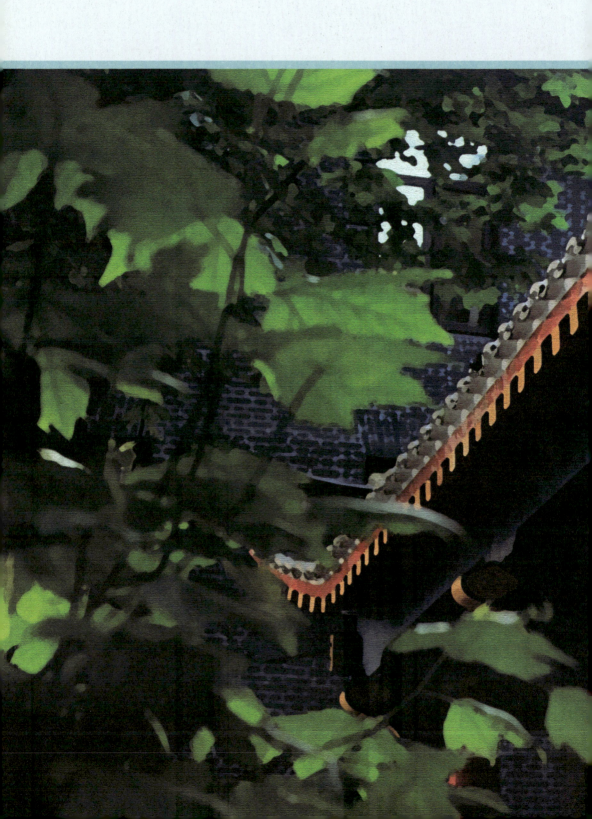

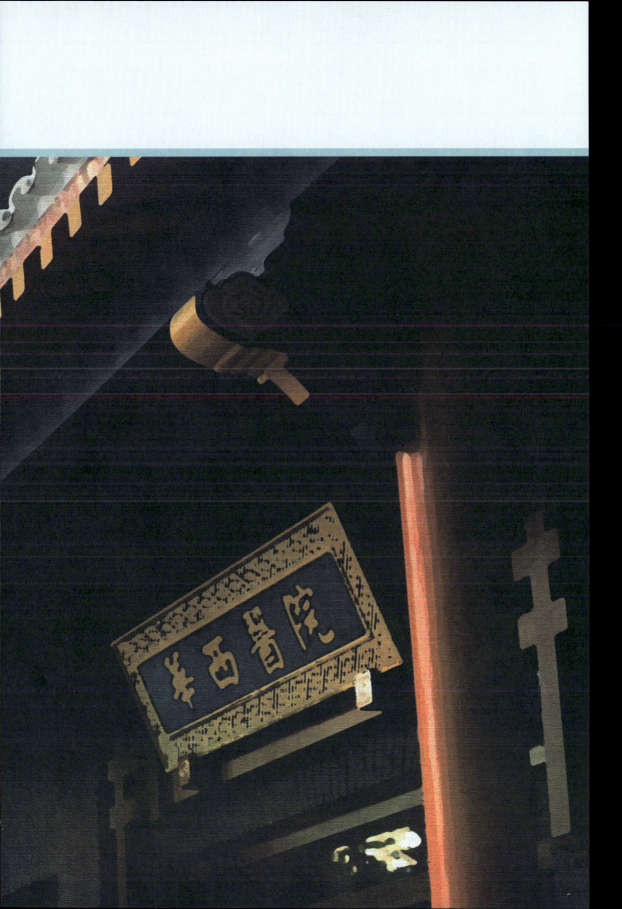

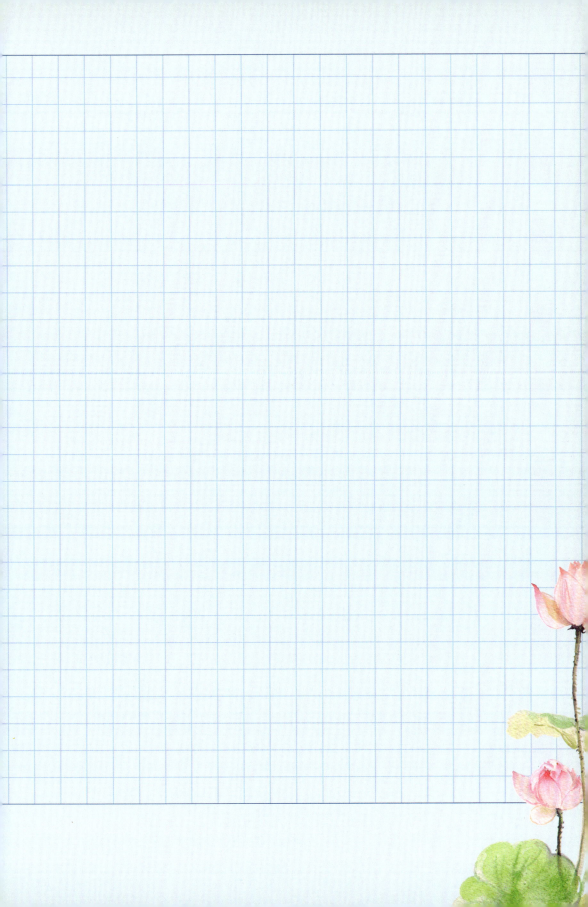

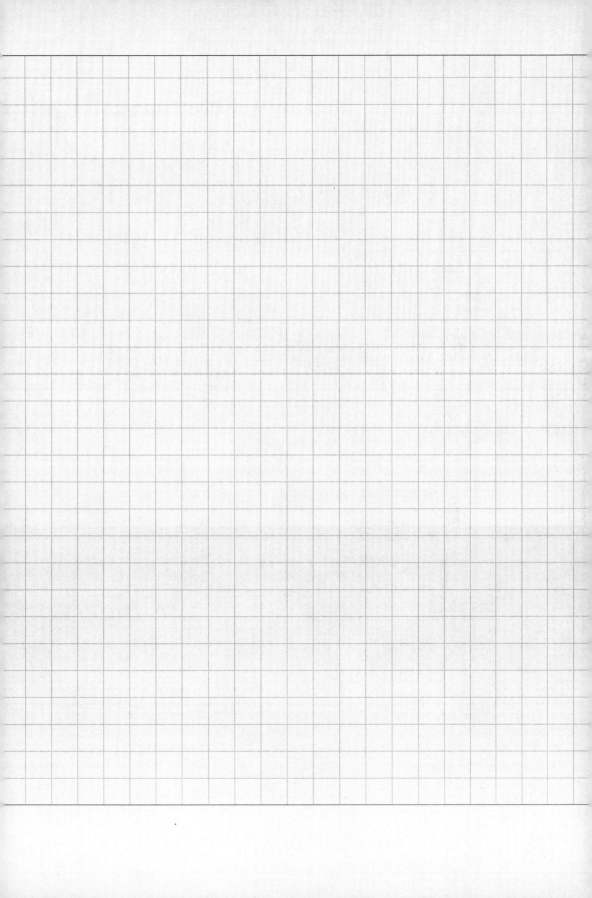

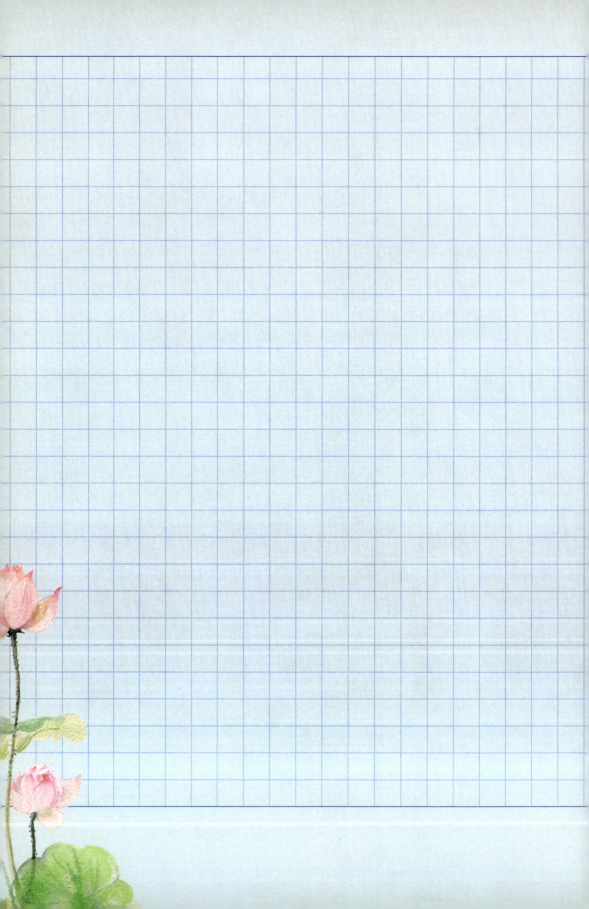

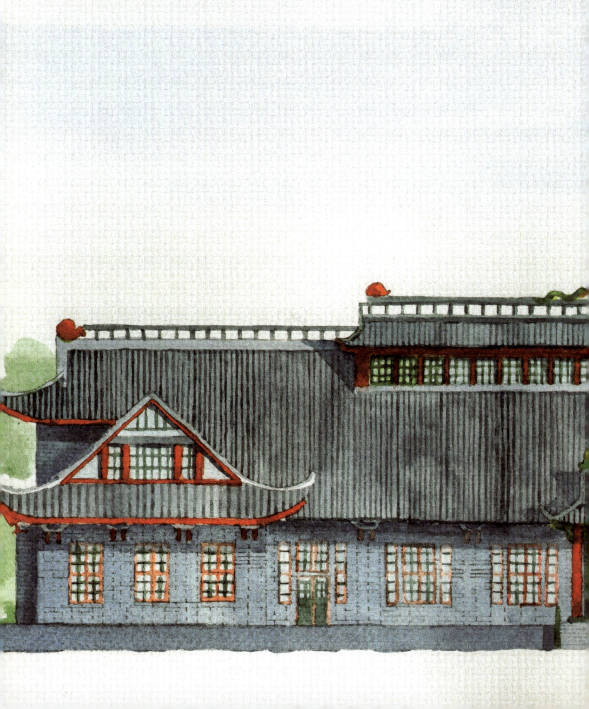

# 懋德堂 （现为华西医学展览馆）

懋德堂，平面呈"H"形，为两层砖木结构建筑。屋面造型较丰富，三组歇山顶相交，出檐较深。中部主体建筑屋面稍高，升起西式教堂采光顶和两扇老虎窗，雕梁画栋，檐牙高琢，房脊正中雕有饰物，乃是中国人尊崇的图腾——"二龙戏珠"。两侧面容狰狞的怪兽，则完全是外籍建筑师对中国神兽的写意表达，生动有趣。台明宽敞，中式门厅前置八级台阶。立面设竖向长条窗户，室内大厅通高，宏大宽敞，有一种西方建筑的肃穆与静谧，屋梁上错彩镂金的装饰画又满溢中国色彩。作为四川近代高校图书馆建筑肇始的懋德堂，乃中国近现代建筑史上浓墨重彩的一笔。

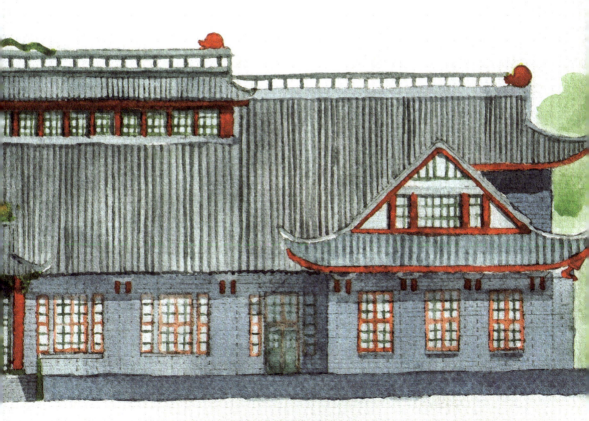

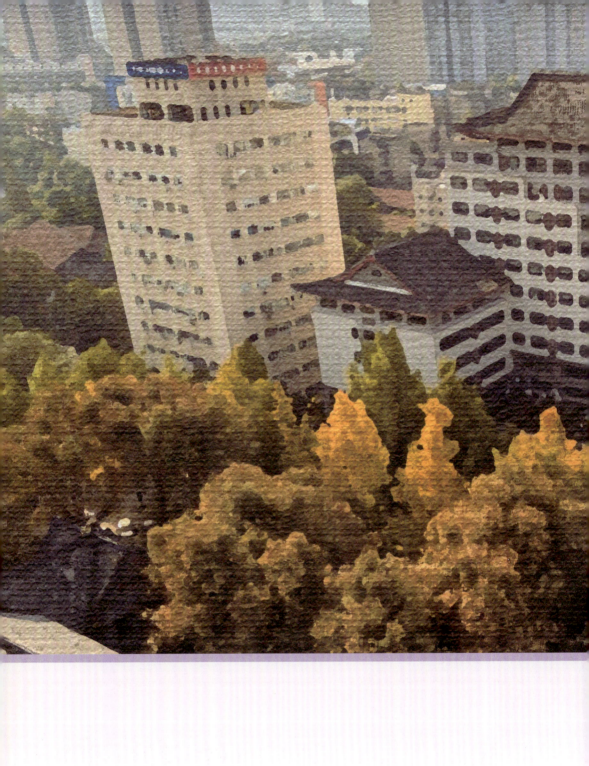

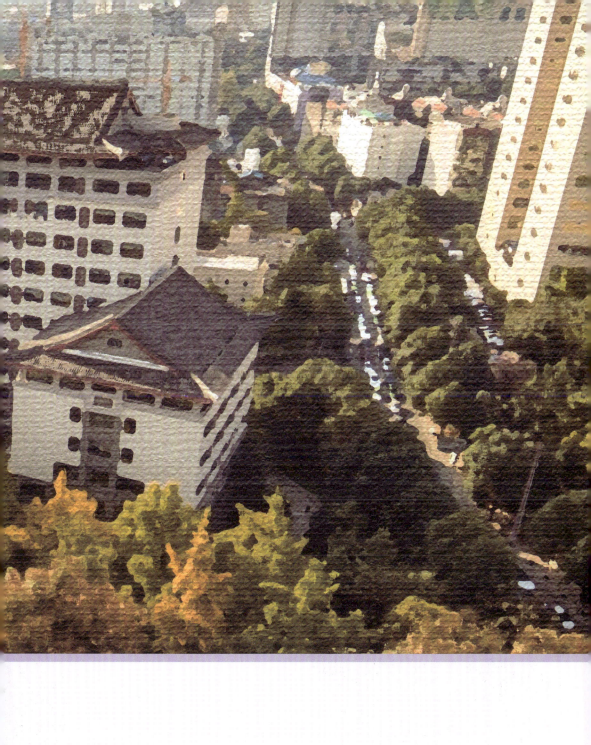

西式巨钟，时钟旋转百年日月；
中式高楼，塔顶承担五代风云。

——魏明伦《华西医院赋》（摘录）

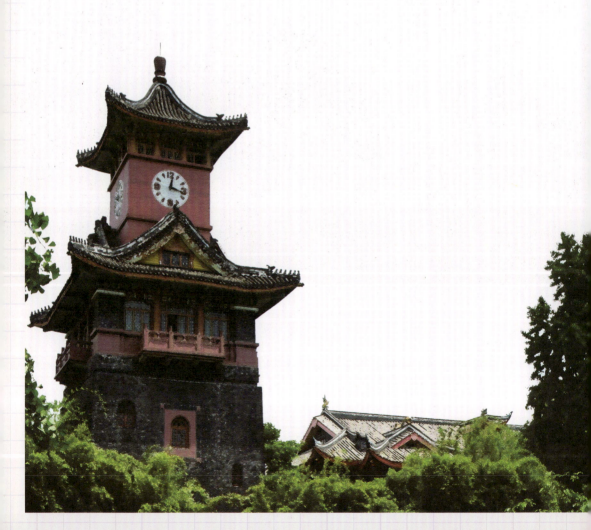

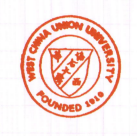

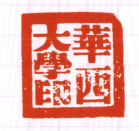

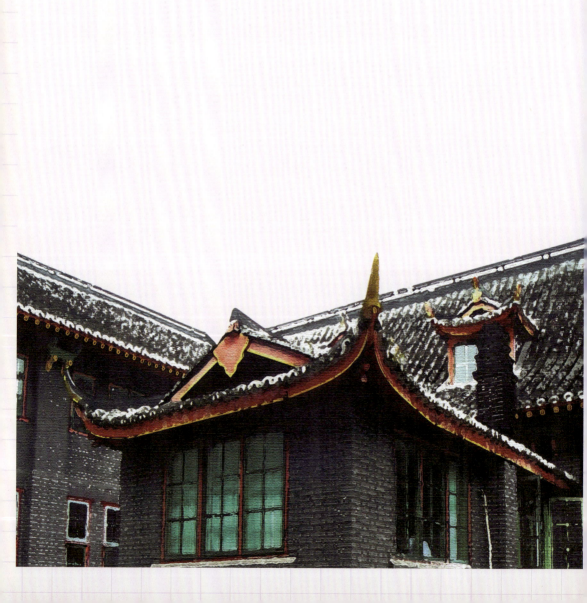

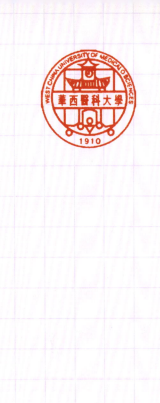

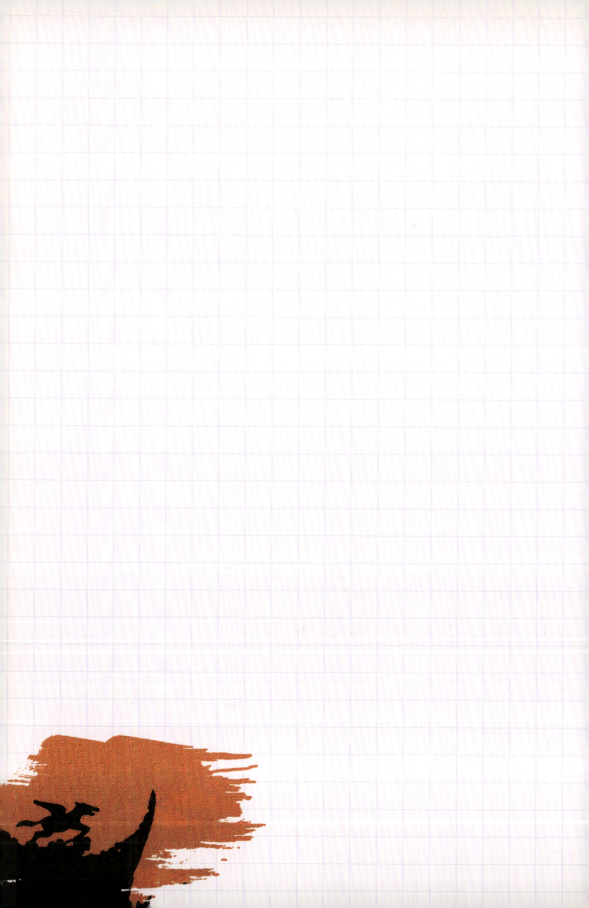

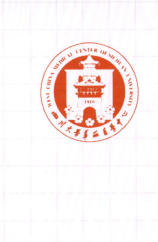

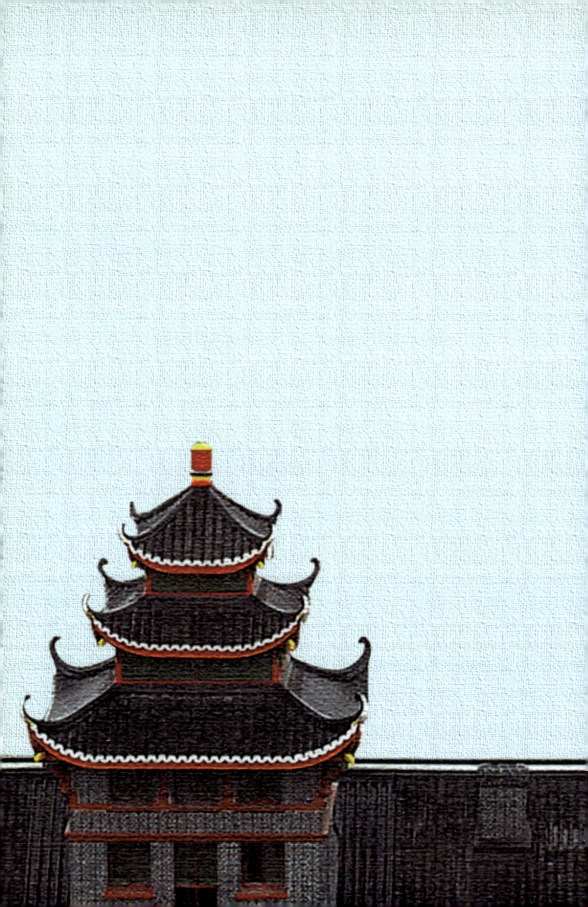

顾言华西
山高水长